ESQUISSE MÉDICALE

DU

BAGNE DE ROCHEFORT.

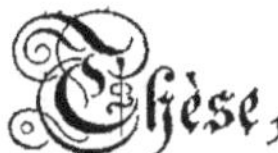

Thèse,

PRÉSENTÉE ET PUBLIQUEMENT SOUTENUE

A LA FACULTÉ DE MÉDECINE DE MONTPELLIER, LE 12 JUILLET 1833,

Par

L.-Hippolyte **GRATEAU,**

De Rochefort (Charente-Inférieure),

Bachelier ès-lettres, Officier de santé entretenu de la Marine royale ;

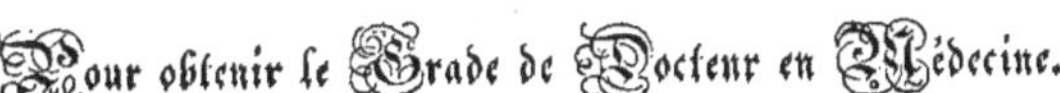

Pour obtenir le Grade de Docteur en Médecine.

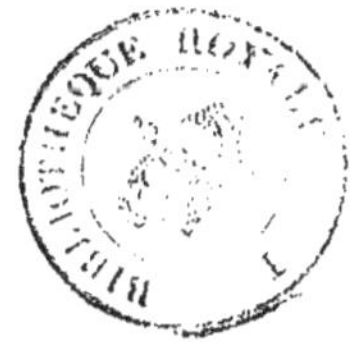

> *Res sacra miser. . . . .*
> *. . . . .*
> *Quod vidi liceat mihi referre.*

A MONTPELLIER,

Chez Auguste RICARD, Imprimeur, Place d'Encivade, N° 3.

1833.

A MON PÈRE ET A MA MÈRE.

Respect et amour.

A MES DEUX SŒURS.

Gage de la plus sincère amitié.

A MON FRÈRE, MON MEILLEUR AMI,
NOTAIRE A St-AIGNANT.

Tribut bien faible d'attachement et de reconnaissance pour les soins affectueux qu'il me prodigue depuis mon enfance.

H. GRATEAU.

ESQUISSE MÉDICALE

DU

BAGNE DE ROCHEFORT.

CONSIDÉRATIONS PRÉLIMINAIRES.

Dans l'état actuel de notre civilisation, où tous les efforts semblent tendre à l'amélioration progressive des sociétés, où le mot *perfectibilité*, bien loin encore de son acception véritable, commence cependant à être mieux compris ; au moment où de hautes questions sont soulevées, et lorsque l'esprit d'analyse porte partout son investigation, c'est, je crois, bien comprendre les besoins de l'époque, que d'apporter à l'œuvre commune le tribut de ses observations particulières : c'est par les détails qu'on parvient toujours à juger de l'ensemble. Et comment, d'ailleurs, une vie d'homme suffirait-elle à tant de travaux, si chacun ne s'efforçait d'abord de préparer les voies, pour laisser ensuite, à un petit nombre d'élus, le soin de classer les matériaux, d'ériger l'édifice, et de le faire servir ainsi à l'utilité générale ? Tout voir, tout éprouver, tout sentir par soi-même, serait une entreprise insensée, présomptueuse ; l'existence, déjà si frêle, serait bientôt brisée dans cette carrière sans issue, et à la douleur de notre épuisement physique, se joindrait le sentiment plus amer de notre insuffisance.

Cette persuasion une fois acquise, j'ai dû penser que, comme officier de santé de la marine, je devais choisir, pour thèse inaugurale, un sujet qui me permît de me renfermer dans une de nos spécialités. Mes pensées s'arrêtèrent bientôt sur cette classe d'hommes que le malheur et l'inconduite séparent violemment de la société, et dont la plupart, destinés à terminer leurs jours dans les bagnes, n'ont que nous pour témoins de leurs derniers instans.

On a fait sur eux, depuis quelque temps, une foule de recherches qui font honneur au siècle; car toutes attestent le désir de concilier les intérêts sociaux avec les devoirs d'une saine humanité, en établissant plus d'harmonie entre la législation criminelle et le développement acquis ou le progrès attendu de nos institutions. Tout en louant les travaux honorables entrepris dans ce but, il est fâcheux d'avoir à signaler parfois tant d'inexactitudes. Quelques écrivains, égarés par le cœur, ont pris trop souvent les élans généreux qu'ils ressentaient pour une conviction assise sur les faits; d'autres, plus légers encore, manquant de données exactes et se trouvant dans l'impossibilité de modifier leurs préventions (1), ont exagéré les positions, blâmé les systèmes; ils ont donné crédit à des récits absurdes, à des traditions mensongères, et, mettant alors l'idéalisme à la place de l'observation rigoureuse, ils ont créé des utopies d'autant plus séduisantes, qu'ils avaient tout vu au travers du prisme de l'exagération.

Loin de moi la prétention de réfuter, dans un faible opuscule, une question de philosophie médicale aussi élevée; ce serait dépasser le but que je dois atteindre. J'ajouterai cependant qu'étant appelés à suivre toutes les phases de l'existence extra-sociale des condamnés,

---

(1) M. Maurice Alhoy, dans un ouvrage de spéculation publié sur le bagne de Rochefort, produit à chaque page les assertions les plus erronées : si je ne cherche pas ici à les réfuter toutes, c'est que depuis long-temps déjà ses lecteurs ont fait justice de son inexactitude.

à les étudier même jusqu'au moment où la douleur les dépouille de l'espèce d'écorce que l'habitude de la dissimulation leur fait conserver sans cesse, personne, plus que nous, ne se trouverait en position d'éclairer cette partie de l'histoire de l'homme.

Sans chercher à préjuger l'issue de la polémique philantropique qui s'est élevée, ces dernières années, sur le degré d'intérêt qu'on doit leur accorder, je pense que, dans les hôpitaux, au milieu des chaînes et sous la livrée du crime, l'infamie s'efface, et que le médecin ne doit plus apercevoir que l'être malheureux et souffrant qui réclame le secours de ses lumières, et pour lequel il demeure responsable de sa négligence ou de son incurie, aussi bien que s'il était appelé à traiter la puissance opulente sous ses lambris dorés. Après leur dégradation morale, ils sont hommes encore, et ce titre seul doit leur assurer notre sollicitude.

Ces considérations, tout en justifiant mon choix, me laissent la crainte de demeurer trop au-dessous de la tâche que je voudrais remplir. Je sens que, pour traiter un sujet qui offre quelque intérêt, et qui, convenablement conduit, pourrait n'être pas sans résultats, il faudrait un talent plus exercé, une plus longue habitude d'observation, un tact médical que les années, l'étude et l'expérience peuvent seules faire acquérir. Mais j'espère qu'ici le zèle tiendra lieu de mérite, et que je trouverai, dans l'indulgence de mes juges, le complément de mes efforts.

HISTORIQUE.

Bien que les arsenaux de Brest et de Toulon possédassent des bagnes depuis quelque temps, on n'eut pas d'abord le projet d'en établir à Rochefort un troisième. Ce ne fut qu'en 1766, que le duc de Praslin, alors ministre de la marine, fit entrevoir au roi l'utilité d'avoir, comme dans ces autres villes, une chiourme qui servît aux travaux du port. Louis XV, appréciant les motifs qui dictaient cette demande, donna des ordres pour la création de cet établissement, et, bientôt après, 500 forçats, extraits de Brest et de la Guyenne, y furent envoyés. Plus tard, le personnel s'augmenta par l'arrivée successive de plusieurs chaînes qui vinrent de Paris et des provinces du midi. Pour les recevoir, on changea la destination de deux grands magasins qui se trouvaient sur la même ligne, et qui furent convertis en autant de salles : la première reçut le nom de S'-Gilles, et la seconde celui de S'-Antoine. Depuis cette époque, à quelques variations près, elles ont presque toujours contenu 1000 à 1200 hommes.

La direction de cet établissement est confiée à un commissaire de la marine, qui exerce, sur toutes les branches du service, une autorité immédiate. Divers agens, spécialement préposés à la surveillance, sont chargés de l'exécution des ordres qu'il transmet. Le plus ordinairement, l'administrateur en chef est en quelque sorte juge, en dernier ressort, de la police et de la discipline qui s'exercent parmi les condamnés. Il a bien, pour lui servir de code, quelques règlemens généraux; mais les dispositions de détail sont presque toujours abandonnées à sa décision. Aussi un vaste champ serait-il ouvert à l'arbitraire, si l'on ne choisissait, pour un poste aussi important, des hommes équitables qui pussent comprendre leurs devoirs, et qui sussent allier, à une sévérité inséparable de leur position, l'intérêt et les égards que l'on doit au malheur. Ils doivent sentir qu'une fois la société vengée, l'humanité revendique ses droits, et que leur mission consiste bien moins à dépasser les vues du législateur, qu'à demeurer dans les bornes d'une sage modération : ils n'ont pas seulement à punir et à surveiller des coupables, mais encore à ramener vers le sentier de l'honneur quelques-uns de ceux qui pourraient y rentrer (1).

---

(1) Qu'il me soit permis de donner, dans cette circonstance, à M. Meunier, l'un des derniers commissaires du bagne, un témoignage public des éloges qui lui sont dus, pour la sagesse et la justice qui ont présidé à tous les actes de son administration. Plus que personne, j'ai été à même d'en recueillir les preuves, et, lors de son changement, j'ai vu partout éclater des regrets.

Topographie. Le bagne central, situé au sud de la ville et au sud-sud-ouest du port, forme un carré allongé, sur les côtés duquel sont disposés les divers bâtimens qui le composent. Une cour spacieuse, tapissée de verdure et ombragée par quelques allées de frênes et de maroniers, est contenue dans leur enceinte. A gauche, se trouvent des magasins, des ateliers, les bureaux de la marine et un poste d'artillerie; les salles composent à elles seules tout le côté droit, et ne sont séparées que par un vestibule dans lequel se tiennent les divers agens de service.

Chaque salle, longue de 240 pieds, et large de 60, possède vingt-une croisées, dont onze, ouvertes sur la cour, sont exposées au nord-est, et dix, dominant la plaine qui borde le fleuve, sont, par conséquent, tournées vers le sud-ouest. Quatre lits de camp sont disposés de manière à recevoir 500 hommes, devant occuper chacun 18 pouces environ. Des objets de couchage, des baquets, des réverbères à becs, etc., complètent les garnitures, et seront examinés aux détails hygiéniques.

Placé sur un terrain bas et humide, exposé à toute l'ardeur du soleil caniculaire, le bagne de Rochefort est loin de réunir les conditions qu'on devrait rechercher pour un établissement de cette nature. Tant de causes d'insalubrité naissent déjà de la réunion d'un grand nombre d'individus sur une surface étroite, qu'il serait à désirer que les localités contribuassent du moins, par leur position, à en modérer les effets. Le plus simple examen suffit pour en faire apprécier les inconvéniens : on conçoit facilement, par exemple, que, dans un pays où, comme ici, les fièvres intermittentes sont endémiques, c'est ajouter à l'influence générale du climat l'action immédiate et délétère des causes particulières qui servent à leur développement. Si l'on jette les yeux sur le résultat de quelques recherches de statistique médicale, on aura lieu d'être surpris de la proportion étonnante de malades qui existe dans certains mois de l'année ; mais cet étonnement cessera si l'on considère dans quel milieu vivent les condamnés, et sur quelle population agissent les principes morbifiques.

INFLUENCE DU SÉJOUR DU BAGNE SUR LE PHYSIQUE ET SUR LE MORAL.

La constitution, les habitudes physiques, les facultés morales et intellectuelles de ceux qui ont usé une partie de leur vie dans les bagnes, seraient un sujet d'étude aussi vaste qu'intéressant pour le physiologiste. Là s'offriraient à chaque pas les contrastes les plus frappans, les nuances les plus variées. En soumettant l'analyse médicale, en effet, tant d'hommes à types divers, naguère encore sous l'empire de passions impérieuses, et aujourd'hui comprimés, courbés, flétris sous un régime uniforme, on obtiendrait les résultats les plus heureux. On sent quelles modifications doivent s'établir dans l'économie, quels changemens doivent survenir dans les opérations de l'esprit, surtout lorsque, jeunes encore, l'organisme ne peut rien perdre des impressions qu'il reçoit. Une organisation heureuse, soutenue par cet espoir vague de grâce ou de liberté, chimère consolante qu'ils caressent toute leur vie, peut, il est vrai, prolonger quelque temps la lutte qu'ils soutiennent contre l'adversité ; mais les jours s'écoulent, le prestige s'évanouit, le moral s'affaisse, le découragement survient, et bientôt se développe la longue série des maux qui désormais doivent peser sur eux. Ils ne tardent pas à perdre cet heureux et mol embonpoint de l'adolescence, ces fraîches et éclatantes couleurs qui dénotent une santé généreuse, une existence pleine. Exposés sans défense à l'influence d'une atmosphère redoutable, ne recevant que des alimens grossiers et des vêtemens qui les protègent à peine, il ne leur est même pas permis de bercer leur misère des décevantes illusions d'un avenir plus riant.

Alors des rides nombreuses sillonnent des visages jeunes encore ; les formes arrondies disparaissent ; la peau se décolore, revêt un aspect terreux ; les traits se crispent, se prononcent fortement ; le regard acquiert cette fixité que donne l'habitude de l'isolement, et dix années de séjour au bagne impriment sur la physionomie le cachet d'une dégradation indélébile.

Plus tard la mélancolie, l'apathie, et, chez quelques-uns, une sorte d'idiotisme, remplacent l'expression que de vives émotions avaient pu déposer. Peu à peu le système sanguin perd de son énergie; le lymphatique prédomine. La vieillesse commence pour eux à 5o ans, et bien peu prolongent leur carrière au delà de la soixantième année. Passé ce terme, ils ne vivent plus, ils végètent : l'hydropisie, des catarrhes, des rhumatismes, des ulcères chroniques, les font placer aux invalides. Arrivés à cette période, ils pourraient répondre ce qu'on fait dire aux habitans de la campagne de Rome : *Nous ne vivons pas; nous mourons !...*

Néanmoins on observe rarement, parmi les condamnés, ces actes de désespoir qui semblent être parfois la tradition de quelque sentiment élevé; leur esprit passe par tous les degrés de l'innervation morale; ils s'identifient avec leur position; le passé s'efface, et si quelque secousse ne vient pas les tirer de cet engourdissement, ils ne donnent plus que quelques fugitifs souvenirs à ce qu'ils ont laissé derrière eux. L'oubli total où ils sont de la perte de leurs biens, de leurs rangs, des recherches délicates de la vie, imprime un sentiment pénible, indéfinissable : on aimerait mieux, je crois, rencontrer le crime avec ses angoisses et ses tortures, que cette froide, muette et impassible indifférence qui étonne et brise la compassion.

Bien que rapide, ce tableau me semble exact; mais il ne faudrait pas croire cependant qu'on puisse en faire indistinctement l'application : ici comme partout, les exceptions se pressent; et puisqu'il n'est pas possible de descendre aux particularités, j'ai dû chercher du moins à esquisser l'ensemble.

HYGIÈNE.

Depuis long-temps une constante sollicitude veille sur les classes malheureuses : partout un zèle philantropique, qu'on ne saurait trop louer, cherche à propager d'importantes améliorations. Des moyens sans nombre sont chaque jour proposés; mais hélas! faut-il l'avouer? les espérances sont souvent déçues. On cherche bien loin pour n'obtenir que des résultats hypothétiques ; tandis qu'on néglige quelques-uns de ceux qui, sans contredit, conduiraient plus sûrement au but. Dans quel funeste oubli des lois de l'hygiène n'est-on pas tombé de nos jours, malgré les travaux honorables entrepris, par quelques auteurs distingués, pour éclairer les masses sur des intérêts aussi chers?« Les anciens, dont les ressources thérapeutiques étaient moins étendues que les nôtres, dit M. Rostan, avaient porté, sur les puissances hygiéniques, l'attention la plus soutenue. Leur imagination féconde leur avait fait découvrir une foule de procédés ingénieux pour conserver leur santé ou la ramener à des conditions meilleures s'ils l'avaient perdue. » Nous avons abandonné quelque temps cette véritable richesse de l'art ; mais avouons, en faveur de l'époque actuelle, que des recherches récentes attestent nos efforts et font présager nos succès.

Plus on est éloigné des conditions naturelles qui promettent une santé brillante, plus on doit s'efforcer de neutraliser les agens qui nous menacent. Sous ce rapport, personne ne mérite une surveillance plus constante que les forçats, contre lesquels se trouvent réunies tant de causes d'insalubrité : aussi quelques modifications sur les lois hygiéniques auxquelles ils sont soumis, et l'observation rigoureuse de toutes celles qui leur sont applicables, deviennent-elles indispensables. Je n'ai pas l'intention de vouloir imposer, dans cet article, des innovations que mon inexpérience ne me permettrait pas d'établir convenablement; mon unique désir est d'exposer ce que j'ai vu, me réservant cependant le droit de soumettre à une analyse critique quelques-uns des points qui me sembleront exiger une réforme.

Circumfusa. *Air atmosphérique.* L'air exerce sur les animaux une action immédiate, constante. Chaque fois qu'il s'éloigne de certaines conditions, prises comme types de sa pureté, il porte sur l'économie des modifications délétères. Il devient donc de la plus haute importance d'y apporter une attention spéciale.

Dans son état normal, il se compose de 79 parties d'azote et de 21 d'oxygène; on y rencontre aussi une fraction d'acide carbonique. Sa température moyenne est placée à 14 degrés du thermomètre de Réaumur, sous une pression de 28 pouces, et environ vers le 30° ou 40° degré de l'hygromètre de Saussure. L'air des salles du bagne est loin d'offrir ce résultat, malgré les soins de l'administration et les moyens employés pour le ramener à cette base. On le concevra facilement, si l'on considère que les miasmes qui se dégagent des marais de Brouage chargent l'air de matières étrangères plus ou moins dangereuses, que des substances de nature diverse s'y dissolvent, et que la respiration de tant d'hommes réunis sur un étroit espace, le vicie, tant en lui enlevant son oxygène, qu'en lui restituant de l'acide carbonique et une partie de vapeurs animales. L'air serait donc bientôt altéré et son principe vital consommé, si l'art et la nature ne parvenaient à le revivifier, en étendant les proportions d'oxygène. Zimmermann rapporte que 122 individus furent frappés de mort, pour être restés, au nombre de 145, renfermés trop long-temps dans une prison étroite et grillée : exemple qui justifie cette pensée de Rousseau : « L'haleine de l'homme est mortelle pour l'homme, au physique comme au moral. »

Plusieurs causes particulières ajoutent encore à ces perfides modificateurs : un assez grand nombre de becs de réverbères sont indispensables pour l'éclairage, et bien qu'ils soient alimentés avec de l'huile, préférable à la plupart des autres combustibles , parce que la flamme qu'elle produit est immobile et que sa clarté est douce, il n'y en a pas moins aussi production de calorique et soustraction d'une certaine quantité d'oxygène. S'il était possible, sans nuire à la surveillance et à la morale, d'en réduire la quantité de

4o à 3o, par exemple, et de compenser cette diminution par une distribution mieux étudiée, on pourrait en retirer quelque succès.

Un autre objet qui mérite d'être signalé, c'est la présence de quarante baquets, placés à certaine distance les uns des autres, et destinés à servir de garde-robe aux condamnés. Demeurant continuellement dans l'intérieur des salles, c'est un foyer permanent de méphitisme et de corruption; mais, dans cette circonstance, il serait difficile, je l'avoue, de changer l'ordre de choses établi : c'est un vice inhérent à la localité et au système de surveillance adopté. Chaque forçat, enchaîné à son banc, ne peut s'en éloigner que de quatre à cinq pas ; s'il recevait plus de latitude, il faudrait alors doubler la vigilance des gardes, ou admettre, par avance, les chances d'évasions fréquentes. Mais lorsqu'il n'est pas permis d'obtenir, sur un point quelconque, un changement total, il est du moins rationnel de chercher à en modérer les effets par tous les moyens qui sont en notre pouvoir. Ainsi, aux baquets en bois, qu'on se contente d'avoir tout simplement, il serait peut-être utile d'ajouter des vases en terre vernissée de même forme. Outre l'avantage d'être lavés avec plus de facilité, ils auraient encore celui de demeurer sans odeur; tandis que le bois, continuellement en contact avec des matières qui tendent à le décomposer, ne tarde pas à s'altérer, à devenir spongieux, et, quelque soin qu'on apporte aux vidanges, il décèle toujours les traces des principes qui l'ont primitivement saturé. Chaque matin, un certain nombre d'hommes, auxquels il est accordé une ration supplémentaire d'eau-de-vie, sont chargés de les vider et de les nettoyer ; mais outre ces soins, je voudrais qu'on prît l'habitude de verser, au fond du vase, une petite quantité d'eau chlorurée.

Ces changemens pourraient se faire à peu de frais ; et, dussent-ils coûter un peu, l'humanité ferait encore un devoir de ne pas les négliger, si on acquerrait la certitude de leur avantage.

En entrant pour la première fois dans les salles du bagne, on est frappé de la pesanteur de l'air, et de l'odeur fade qui s'en échappe. On voudrait pouvoir se dispenser de respirer, tant le sentiment qu'on éprouve est pénible. L'hématose ne saurait avoir lieu d'une manière active; le sang doit cesser bientôt d'être riche en principes réparateurs. Aussi, quand on considère que quelques hommes, les condamnés à la double chaîne, par exemple, restent continuellement soumis aux exhalaisons des salles, à cet air sans mobilité, à cette lumière douteuse, on conçoit facilement que ces malheureux traînent une vie languissante, et succombent prématurément, s'ils y sont long-temps exposés. Ils acquièrent ainsi une prédisposition singulière aux fièvres intermittentes, aux inflammations des membranes muqueuses du tube digestif, aux rhumatismes, au scorbut, aux engorgemens glandulaires, aux hydropisies et aux affections épidémiques ou contagieuses.

L'habitude peut bien, jusqu'à un certain point, émousser l'activité des principes délétères; mais la constitution est frappée, à la longue, dans son rhythme premier, et pliée sous la puissance des causes agissantes. Les organes éprouvent des changemens qu'ils n'eussent jamais ressenti; les sensations s'affaiblissent et perdent de leur vivacité. Barthélemy dit que les Béotiens, qui vivaient dans un air épais, *crasso in aere nati*, étaient lourds et d'une intelligence peu développée. Nous voyons ici des conditions semblables produire des phénomènes de même nature : dans l'atmosphère des bagnes, les passions sont faibles, les opérations de l'esprit difficiles. Je doute qu'on puisse jamais y trouver le théâtre de conceptions heureuses : si les condamnés réussissent quelquefois dans les travaux qui n'exigent que de la patience, ils sont rarement capables de ceux où l'imagination doit briller.

Précautions pour prévenir l'altération de l'air. Dans ces circonstances, et afin de combattre les effets fâcheux que je viens de signaler, la police médicale a deux indications à remplir : prévenir d'abord l'altération de l'air, et le purifier ensuite quand on n'a pu s'opposer à la perversion de ses molécules.

Le premier point serait plus facile à atteindre, si, dès le principe, il eût été possible de construire les salles sur un lieu élevé, moins humide et plus éloigné de ces anciens marais, aujourd'hui convertis en prairies à la vérité par les travaux de dessèchement, mais encore entourés de fossés chargés de débris de matières végétales ou animales à l'état de décomposition. Ici c'est un malheur accompli qu'on ne pourrait réparer qu'en sacrifiant des sommes considérables et en écartant peut-être aussi quelques intérêts locaux qu'il est parfois indispensable de consulter. Mais s'il n'est pas permis de songer à une réédification, on doit chercher au moins à tirer le meilleur parti possible de l'établissement actuel; et, pour y parvenir, on pourrait d'abord augmenter le nombre des plantations dans les environs : outre l'influence bien connue des végétaux sur les qualités de l'atmosphère, elles auraient encore l'avantage de briser l'effort du vent et d'entretenir une température plus uniforme.

La plus grande propreté doit régner dans tout ce qui sert ou entoure les condamnés : le linge, les vêtemens, les ustensiles, doivent être soumis à un examen sévère ; tout ce qui est en toile doit toujours être blanchi à la lessive ; les couvertures, les pantalons, les gilets de ceux qui ne sortent pas, doivent être de temps à autre exposés à l'air. On néglige peut-être trop aussi l'égout qui sert à l'écoulement des eaux de la cuisine : je me suis souvent aperçu qu'une odeur désagréable décelait son voisinage.

Toutes ces précautions sont néanmoins insuffisantes pour s'opposer à l'accumulation du gaz acide carbonique, résultat de la respiration des hommes et de la combustion presque continuelle qu'on entretient dans une vaste cheminée.

Ce serait peut-être ici le cas de proposer l'application de cet usage anglais qui consistait à percer la partie inférieure des vastes salles qui servaient aux clubs, afin de laisser échapper au dehors le gaz acide carbonique, dont la pesanteur spécifique est plus grande que celle de l'air. On peut encore obtenir son absorption en lavant fréquemment le sol et les murs avec de l'eau de chaux. John Hope, célèbre médecin d'Édimbourg, fit, dit-on, cesser une épidémie meurtrière, par des blanchissages réitérés.

PURIFICATION DE L'AIR. Lorsque, malgré ces soins minutieux et assidus, on n'a pu s'opposer à l'altération de l'air, il faut avoir recours aux moyens qui peuvent lui rendre sa pureté : la ventilation et les fumigations conduisent à ce but, la première en chassant et en renouvelant le gaz réparateur, les secondes en rétablissant ses proportions ou en modifiant ses principes.

Le moyen le plus simple de renouveler l'air, c'est d'établir des courans en ouvrant les fenêtres qui sont en face les unes des autres : l'air contenu se trouve bientôt chassé par celui qui vient d'un côté opposé. Mais ces courans ne sont pas sans danger : l'air frais ainsi introduit, venant à remplacer subitement celui de l'intérieur, ordinairement élevé à une plus haute température, pourrait occasioner tous les accidens qui suivent la transition brusque du chaud au froid. Ces craintes sont d'autant plus fondées, qu'en arrivant des travaux, les hommes se trouvent rarement dans la possibilité de changer, et que beaucoup d'entr'eux, loin de se soustraire à la sensation agréable qu'on éprouve d'abord lorsqu'une brise légère effleure des membres fatigués, la rechercheraient avec empressement comme le seul moyen de mettre un terme à une chaleur accablante. On pourrait remédier en partie à cet inconvénient, en masquant les croisées, à certaines heures de la journée seulement, avec une sorte de canevas qui, tout en modérant l'effort de la colonne d'air, ne s'opposerait pas cependant à son introduction.

Ce procédé, tout simple qu'il est, aidé par la raréfaction des couches d'air les plus voisines de la cheminée, et par le concours de quatre ventouses en tôle, établies à la voûte des salles, doit suffire dans la majorité des cas. Si l'on reconnaissait la nécessité d'en chercher de nouveaux, on examinerait quels sont ceux qui rempliraient le mieux les exigences du moment, et on pourrait peut-être exhumer avec avantage quelques-uns des appareils autrefois employés. Tous, depuis les soufflets suédois et la roue centrifuge du docteur Désaguliers, jusqu'aux ventilateurs de Sutton et de Hales, ont joui tour à tour de la faveur du temps, mais partagent aujourd'hui l'oubli de tant d'inventions utiles.

Si on ne cherchait qu'à diminuer la chaleur de l'air, toujours fort considérable, pendant l'été, dans les salles du bagne, on pourrait encore, à l'imitation de quelques colonies, et à la recommandation de certains auteurs (1), suspendre au plafond de larges couronnes composées de feuilles légères, qui, tournant sur leur axe, produiraient une ventilation agréable.

Fumigations. Les fumigations, chargées de neutraliser, en les décomposant, les principes délétères, doivent être fréquemment employées. Il serait utile d'en pratiquer le matin, trois ou quatre fois par semaine, lorsque les hommes sont aux travaux du port. Mais le choix n'est pas indifférent ; quelques-unes, loin de remplir cette indication, ajouteraient encore aux accidens : les fumigations aromatiques, par exemple, sans action sur les miasmes qu'on veut combattre, ne font que masquer l'odeur par celle qui leur est propre, et sont plutôt susceptibles d'altérer l'air que de le purifier.

On a depuis long-temps reconnu l'insuffisance de la combustion du bois, qui se borne à agiter l'air et à en dissiper le froid et l'humidité. M. Desgenettes n'a pas beaucoup de confiance dans ce moyen. Les soldats de l'empire allumaient cependant de grands feux, et Gilbert Blanc fesait placer des poêles sous leurs tentes ; mais leur principal mérite était sans doute alors de les garantir des variations d'une température inégale.

Les fumigations à l'aide des acides sont peut-être moins illusoires, mais ne seraient pas toutes également convenables. Ainsi l'acide acétique peut être employé en aspersion et en vaporisation.

L'acide sulfurique est trop fixe et altère les corps qu'il touche.

L'acide sulfureux est faible, mais la combustion du soufre peut servir à la purification des hardes et des couvertures.

L'acide nitrique se condense promptement et exige des précautions. Cet inconvénient ne l'a pas empêché de jouir, en Angleterre, d'une réputation qu'il dut sans doute en partie au talent de Carmicaël Smith qui le préconisait.

De tous les moyens employés jusqu'à ce jour, le gaz acide mu-

---

(1) Cœlius-Aurelianus, Van-Swieten.

riatique oxygéné est, sans contredit, celui qui a obtenu le plus de faveur : tout le monde connaît le procédé de M. Guyton de Morveau et ses résultats heureux ; c'est aussi celui qui mérite la préférence, bien que le peu de succès que le docteur Cabanellas en a retiré, dans les épidémies de fièvre jaune de Cadix et de Séville, ait fait élever quelques doutes sur sa constante efficacité.

Applicata. Si tous les peuples ont reconnu les avantages de la propreté, si toutes les classes de la société apprécient son utilité, à quel plus juste titre encore ne devient-elle pas indispensable pour ceux qui vivent constamment au milieu d'élémens qui minent et attaquent sans cesse leur existence ? De nos jours, elle semble faire partie de l'éducation qu'on reçoit dans l'enfance ; et on s'est montré tellement attaché à l'observation de ses règles, qu'il est permis de croire qu'elle a même quelquefois servi de prétexte aux caprices du luxe et de la mollesse. De son oubli naissent des affections sans nombre, et la malpropreté est souvent l'indice d'une dégradation morale ; il semble même que la nature ait pris plaisir à nous montrer l'écueil de ce vice, en le rendant tributaire de la débauche et de la misère. Quelque mince que soit la condition dans laquelle le sort nous ait jetés, il est toujours en notre pouvoir de nous entourer de soins et de recherches délicates, et chaque jour nous en trouvons la preuve sous le chaume de nos campagnes.

Lorsque l'homme a une existence isolée, sa dignité lui fait un devoir de veiller à sa conservation particulière, et de ne pas devenir pour ses semblables un objet de dégoût et de mépris. Mais lorsqu'il est contraint de vivre en communauté, ce n'est plus assez que de compter sur son amour-propre ; il faut encore des garanties moins illusoires. C'est sur ce raisonnement que se trouve fondé l'esprit de tous les règlemens qui assurent la police médicale parmi nos soldats et nos marins. C'est donc aux administrations à prendre les mesures convenables et à en assurer strictement l'exécution.

Lorsqu'un condamné arrive au bagne, fatigué d'une longue route et encore couvert de la poussière des prisons, le premier soin devrait être de le dépouiller de ses vêtemens, presque toujours en lambeaux et chargés de vermine, pour le faire entrer dans un bain tiède, au lieu de le plonger, tout haletant encore, dans une baille pleine d'eau froide, comme je l'ai vu faire quelquefois à l'arrivée des chaînes. Il y trouverait le double avantage de délasser ses membres endoloris, et de rappeler la souplesse de la peau, souvent privée de ses fonctions perspiratoires par la couche terreuse qui la revêt.

On pourrait avoir le soin de leur faire laver les pieds et les mains de temps à autre; les pieds surtout, exhalant parfois une odeur infecte, et souvent recouverts d'une sorte d'enduit que la transpiration pénètre sans cesse.

Les cheveux et la barbe sont moins négligés, parce que la police en a fait un objet de surveillance. Plusieurs barbiers, attachés à l'établissement, rasent les condamnés deux fois par semaine, et les cheveux, coupés en étages et fort ras, peuvent être ainsi facilement peignés.

Les hommes changent assez fréquemment de linge, et les lessives se font avec soin. Aussi ne sais-je trop quelle confiance on doit ajouter à l'assertion de M. Maurice Alhoy, qui dit que, pendant long-temps, dans les chiourmes, le linge des forçats était lavé avec de l'urine que l'on conservait toute la nuit dans les seaux, et qui, le matin, après la défilée, était remise aux blanchisseuses pour en faire usage.

La livrée du bagne se compose d'une sorte de veste longue, échancrée au collet, en drap rouge et épais; d'un pantalon de même étoffe, à large devant et descendant à la moitié de la jambe; de deux autres pantalons de toile, qui ne servent qu'en été. Deux chemises, une paire de guêtres, une paire de souliers, un bonnet et une vareuse de travail complètent l'habillement. Il serait à désirer qu'ils reçussent une troisième chemise, pour pouvoir en changer lorsqu'ils reviennent de travaux fatigans, la seconde étant toujours au blanchissage. Si, pendant les chaleurs caniculaires, il était aussi possible de substituer une coiffure plus légère aux bonnets en laine, toujours lourds et chauds sous un soleil brûlant, on agirait avec d'autant plus de raison, qu'outre l'avantage d'éloigner quelques-uns des accidens cérébraux qui se développent à cette époque, et qui peuvent tenir à cette cause, on éviterait aussi l'inconvénient qu'offre la laine lorsqu'une maladie contagieuse sévit, ou lorsque des miasmes délétères se font ressentir.

Ingesta. Le sort des prisonniers a été singulièrement amélioré depuis 40 ans, tandis qu'on n'a rien fait de semblable pour les forçats. La nourriture des premiers est tolérable; celle des seconds pourrait, je crois, subir quelque modification. C'est cet espoir qui conduisit dernièrement M. Rochoux à exprimer, à l'Académie des sciences, le désir qu'il formait de voir les condamnés aux fers soumis à une meilleure alimentation. On peut juger par le tableau suivant, dont je garantis l'exactitude, de la nature des substances nutritives accordées aux chiourmes :

RATIONS DE FORÇATS.

	Pain frais	0,917 ^{g}	
	ou		
	Biscuit	0,700	
	Fromage (quand on donne du biscuit)	0,030	
Au travail.	Légumes secs	0,120	Par homme et par jour.
	Huile d'olives	4^g 90^c	
	ou		
	Beurre	8 82	
	Sel	10	
	Vin de journalier	0^l 48^c	

Sans travail. Il n'y a de différence, avec les précédentes, que la suppression du vin.

<table>
<tr><td rowspan="8" style="writing-mode: vertical-lr;">*Invalides.*</td><td>Pain frais.......................</td><td>750 00 ᵍ</td><td rowspan="2">Par homme
et
par jour.</td></tr>
<tr><td>Vin de journalier. ....</td><td>0 24 ᶜ</td></tr>
<tr><td>Viande fraîche..................
avec</td><td>250 00</td><td rowspan="2">Les mardi,
jeudi,
samedi et
dimanche.</td></tr>
<tr><td>Légumes verts, à raison de 25 millimes.</td><td></td></tr>
<tr><td>Légumes secs....................
avec</td><td>120 00 ᵍ</td><td rowspan="2">Les lundi,
mercredi et
vendredi.</td></tr>
<tr><td>Beurre........................</td><td>8 82</td></tr>
<tr><td>Sel...........................</td><td>10</td><td></td></tr>
</table>

Un repas de viande fraîche par semaine est accordé dans les mois d'Août, Septembre et Octobre.

Les faméliques reçoivent, selon l'avis du médecin, la moitié ou le quart en sus de la ration habituelle de pain.

Ce dernier, généralement bien fait et d'un goût agréable, est presque toujours composé de farines de froment épurées à 12 pour %.

On voit que les hommes qui vont aux travaux n'ont presque toujours que du pain et des légumes secs. Ce genre d'alimentation est fort usité, j'en conviens ; aussi ne voudrais-je pas qu'on le changeât complètement, mais bien qu'on le modifiât un peu ; car, si les légumineux sont assez riches en principes nutritifs, ils sont aussi quelquefois réfractaires aux forces gastriques par le peu de digestibilité qu'offre leur épiderme, et dès-lors il doit y avoir moins d'assimilation. La réparation des pertes qu'ils éprouvent ne peut donc avoir lieu que d'une manière fort incomplète, et ils ajoutent ainsi aux nombreuses influences qui pèsent déjà sur eux. Deux ou trois repas de viande fraîche par semaine, quelquefois du riz, des pommes de terre, de la choucroûte, dont la saveur est agréable, tout en rompant la monotonie d'une nourriture qui offre constamment la même uniformité, auraient un avantage incontestable sur le régime actuel, qui doit favoriser le développement du système lymphatique et prédisposer aux affections scorbutiques et typhoïdes.

Pour concourir au même but, on pourrait encore employer avec succès, pendant les mois caniculaires surtout, l'acidulage dont nos équipages font usage entre les tropiques. Cette boisson est le résultat de la réunion, en proportion déterminée, d'eau, de vinaigre, d'eau-de-vie et de cassonade.

Il serait donc à désirer que le budget permît de tenter des essais; et, si par hasard, écartant de ce sujet le motif qui devrait l'inspirer d'abord, on ne voulait plus voir ensuite qu'une question d'argent, il ne serait peut-être pas impossible que la diminution des frais d'hôpital compensât l'accroissement de la dépense.

Excreta. Il serait difficile de traiter longuement cet article sans entrer dans le domaine de l'hygiène générale. Quelques particularités, observées d'une manière plus spéciale chez les forçats, peuvent seules nous arrêter un instant : ce sont les effets qui pourraient résulter de la continence du fluide séminal, et le goût dominant qu'ils ressentent pour le tabac.

Il est facile de se rendre compte de la prédilection qu'ils ont pour cette substance, dont le sauvage et l'homme civilisé font aujourd'hui leurs délices : ils y trouvent une distraction salutaire, une diversion utile, une sensation agréable. Ils la prisent, la fument ou la mâchent. Le tabac devient pour quelques-uns d'une telle nécessité, qu'ils consacrent à son achat une partie des rares bénéfices qu'ils retirent d'une industrie précaire, au lieu de les faire servir à corriger la parcimonie des alimens qu'ils reçoivent. Cet usage, dans quelques circonstances, pourrait faire naître des accidens fâcheux : l'habitude de fumer, par l'excitation continuelle qu'elle exerce sur les glandes salivaires, et la grande quantité de salive dont elle provoque l'excrétion, peut déterminer un amaigrissement sensible, un dépérissement général; d'un autre côté, la sensibilité de la pituitaire doit s'émousser, et le sens de l'odorat s'affaiblir; mais l'exercice écarte bientôt ces craintes, et le tabac devient surtout avantageux aux individus d'une constitution lymphatique, tandis qu'il est essentiellement contraire aux tempéramens irritables et nerveux;

Les effets de la continence s'observent beaucoup plus rarement qu'on pourrait le supposer : d'abord parce que le régime auquel les forçats sont soumis doit réprimer les passions, diminuer la sensibilité générale, et rendre les impressions extérieures moins vives ; et ensuite parce qu'ils recherchent sans doute, dans un commerce honteux ou dans des pratiques solitaires, l'extinction des désirs qui peuvent les animer. Il n'est pas rare de voir, dans les hôpitaux, de jeunes condamnés offrir les traces de la nouvelle infamie dont ils se sont couverts, ou ressentir plus tard quelques-uns des accidens inséparables d'une funeste habitude.

Gesta. Les forçats sont utilisés dans presque toutes les branches du service maritime. Une partie est employée aux terrassemens, au nettoyage des cales, aux forges, au sciage, à l'empilement des bois ; une autre est attelée à des chariots de transports, fait mouvoir des grues, diverses machines ingénieuses ; quelques-uns sont pris comme infirmiers dans les hôpitaux de la marine. Ces travaux sont d'autant plus pénibles que leur courage est rarement soutenu par l'espoir d'une amélioration prochaine ; ils font aujourd'hui ce qu'ils doivent faire toute leur vie. C'est à tort aussi qu'ils sont souvent indistinctement désignés pour tel ou tel genre d'occupation : le manœuvre, plié depuis son enfance aux exercices les plus fatigans, ou l'homme de lettres, qui ne se livrait, dans son cabinet, qu'aux impulsions du génie, sont confondus dans le même atelier, sont réunis par la même chaîne. Loin de moi l'intention de vouloir conserver jusque dans les fers les vaines distinctions que l'orgueil établit souvent parmi nous ; mais, dans l'intérêt de l'état, dans l'intérêt privé de ces malheureux, ne serait-il pas toujours convenable de les classer selon les ressources qu'ils peuvent offrir ? Ne serait-il pas ridicule de voir les membres grêles de l'homme élevé dans la mollesse des cités, se roidir contre des obstacles qui le maîtrisent, tandis qu'on exercerait à quelques travaux d'intelligence celui dont l'énergie musculaire est souvent le premier mérite ?

Parmi les travaux qu'ils exécutent, il en est qui ne sont pas sans danger. Il est d'observation, par exemple, que toutes les fois qu'un déplacement considérable de terre a lieu, soit pour cause d'assainissement ou d'utilité locale, ou toutes les fois qu'ils sont chargés de descendre à la cordelle un navire jusqu'à l'embouchure du fleuve, une infinité de désordres naissent de leurs fatigues et des modificateurs qu'ils rencontrent. Des pneumonies aiguës fort graves, et des fièvres intermittentes remarquables par la tendance qu'elles ont à présenter le caractère pernicieux, ne tardent pas, entr'autres, à se manifester.

L'empilement des bois donne lieu souvent aussi à des accidens redoutables : il n'est pas rare de voir une poutre énorme tromper l'adresse de ceux qui la conduisent, et rouler, du haut du chantier, sur quelques-uns de ces malheureux, qui n'ont même pas, pour l'éviter, les chances de l'agilité, puisqu'ils sont toujours enchaînés par couple. Des contusions considérables, des luxations, des fractures compliquées, en sont les inévitables résultats.

Le sommeil des bagnes est peu réparateur : trop de causes tendent à le troubler sans cesse. Dans quel lieu, cependant, pourrait-il être plus précieux, que dans celui où la veille est une douleur continuelle, un cauchemar sans fin ? Un sommeil bienfaisant répand du charme sur l'existence : en suspendant l'action de l'encéphale, il abrège les douleurs physiques et les peines de l'âme. Mais comment concevoir un repos paisible sur une planche de dix-huit pouces, dégarnie de matelas, dans une atmosphère viciée par mille respirations, sur des vêtemens encore humides de la sueur ou de la pluie qui les pénétraient la veille, et au milieu d'une myriade d'insectes, qui, au dégoût de leur présence, ajoutent le supplice de leurs piqûres ! On a beaucoup fait, il est vrai, sous ce dernier rapport, en substituant le fer au bois qui formait d'abord le lit de camp : depuis lors leur reproduction est moins sensible et leur destruction plus facile.

Percepta. Les passions et la perte des jouissances qu'ils goûtaient naguère doivent jouer un rôle important dans le développement, l'intensité et la durée des maladies des condamnés. Des exemples sans nombre attestent quelle est leur influence. Les effets varient selon qu'on les étudie sur des hommes qui habitent les bagnes depuis peu de temps, ou sur ceux qui y ont déjà passé plusieurs années.

Première période. En arrivant au bagne, ils n'ont pas toujours perdu la gaîté ou l'insouciance qui les soutenaient pendant la route : la diversité des objets qui s'offrent dans ce trajet captive assez l'attention, pour voiler, chez quelques-uns, la souffrance du moment; et puis ensuite, le malheur n'est-il pas ingénieux dans le choix de ses consolations ? Mais aussitôt leur entrée, tout change d'aspect ; ils comprennent leur position : une réalité lourde et glaçante les ramène sans cesse à leur douleur. C'est alors que les souvenirs se pressent, qu'ils mesurent l'étendue de leurs fautes, qu'ils donnent des regrets sincères à la vie vertueuse qu'ils ont méconnue. Si un événement fortuit les sortait des galères à cette époque, l'honneur pourrait encore trouver un écho dans le cœur de ceux qui ne sont pas essentiellement vicieux. Mais les jours s'écoulent, l'appétit se perd ; le cerveau, exclusivement occupé de sa peine, ne peut en être distrait. Le sommeil est rare ; s'ils dorment cependant, c'est pour rêver à leurs souffrances ; s'ils pouvaient parler, ce serait de leur malheur. Alors les joues se creusent ; ils deviennent moroses, et ils ont bientôt à redouter tout le cortége des maladies nerveuses.

Deuxième période. S'ils franchissent la période précédente, ce qui est le plus ordinaire, l'insouciance et l'apathie dominent : ils sentent que l'esclavage et les préjugés, barrières qu'ils ont peu l'espoir de détruire, les séparent à jamais de la société ; ils vivent alors, ou plutôt ils ne meurent pas ; ils se montrent automatiquement aux devoirs qu'ils ont à remplir ; ils gravitent autour de petites intrigues, qu'ils traitent d'une manière sérieuse ; et s'ils se rappellent le monde dans lequel ils ont vécu, ce n'est plus que comme le souvenir vague qu'on conserve d'une vue d'optique ou d'un panorama séduisant ; les penchans affectueux se détruisent, l'amour surtout, qui veut des illusions, et l'amitié, qui se nourrit d'estime ; les passions, à cette époque, paraissent éteintes, mais beaucoup ne sont qu'assoupies ; il en est une surtout qui les domine sans cesse, qui les occupe en tous lieux : c'est celle de la liberté ! pour elle le génie se détend, acquiert une élévation qu'elle seule peut inspirer, et on pourrait citer plus d'un trait d'audace qu'ils ont tenté pour l'obtenir.

Un fait remarquable, c'est que le malheur, au lieu de tremper leur courage, semble accroître leur pusillanimité. On a lieu d'être surpris du peu de résignation qu'ils montrent dans les opérations chirurgicales; et j'ai vu vingt fois la crainte de la douleur ou de la mort leur causer un effroi que l'homme libre sait du moins réprimer.

AFFECTIONS LES PLUS COMMUNES.

Indépendamment des maladies qui sont communes à tous les hommes, il en est quelques-unes auxquelles les forçats semblent plus particulièrement disposés. Tout le monde sait que, chez les individus qui vivent sous l'empire des mêmes lois, l'organisme éprouve diverses modifications qui deviennent autant de caractères spéciaux pour différencier les classes et les rendre plus sensibles à la puissance de certains agens. Ce que j'ai dit de la position du bagne, des émanations marécageuses qui y pénètrent, de la nourriture et des travaux des condamnés, explique facilement les affections nombreuses qui les atteignent. Dans cet article, je me propose d'esquisser rapidement celles qui s'offrent le plus souvent dans les domaines médical et chirurgical, et d'ajouter quelques détails sur celles qu'ils cherchent à faire naître, ou qu'un intérêt quelconque leur fait simuler.

MALADIES INTERNES.

Fièvres intermittentes. Ces fièvres sont endémiques à Rochefort où elles se reproduisent chaque année pendant la canicule. Les $\frac{7}{10}$ des condamnés, admis à cette époque à l'hôpital de la marine, en sont atteints. Outre les prédispositions individuelles, les causes manifestes de leur apparition tiennent à l'absorption des émanations miasmatiques des marais. Pour s'en assurer, il suffit de comparer les symptômes généraux de l'épidémie de Rochefort, avec ceux qu'on observe dans le voisinage de tous les pays marécageux. Mais quel est le mode d'action de cès agens ? quel appareil d'organes impressionnent-ils positivement ? Est-ce le système nerveux, dans sa position cérébro-spinale, par exemple, comme le dit M. Rayer? Est-ce le système sanguin? Est-ce l'appareil digestif, comme le pense M. Broussais, qui ne voit, dans les fièvres intermittentes, qu'une gastro-entérite périodique ? Entre des autorités aussi graves, on craint de se prononcer ; mais cependant le symptôme d'intermittence étant un attribut spécial du système nerveux, je suis d'autant plus disposé à faire pencher la balance en sa faveur, qu'en raison de ses sympathies rapides et nombreuses, on peut expliquer les désordres fonctionnels des organes digestifs, tels que l'inappétence, le dégoût, les vomissemens, la soif vive, la sensibilité ou la douleur de l'épigastre.

Les premiers accès prennent presque toujours le type tierce ou quotidien : le type quarte se rencontre plus souvent vers la fin des épidémics, chez ceux qui ont éprouvé plusieurs rechutes. Les forçats, qu'on soustrait bien plus difficilement que les autres à l'action ultérieure des causes morbifiques, le présentent fréquemment ; et il n'est pas rare d'en voir quelques-uns le conserver une partie de l'hiver. On l'attaque avec avantage par le quinquina ; mais, après quelques jours de repos, les accès reprennent leur régularité et ne sont définitivement chassés que par le retour du printemps.

Les trois stades des fièvres intermittentes sont toujours assez bien marqués, surtout dans les accès qui suivent les deux ou trois premiers. J'ai remarqué, en effet, que, dans ceux-ci, la période de froid manquait quelquefois, et que le mal de tête, la chaleur et l'état du pouls, annonçaient seuls leur invasion. Lorsque le frisson survient, des nausées se font sentir, le sang abandonne la périphérie du corps ; la peau devient livide, marbrée ; les lèvres, le nez et l'extrémité des doigts sont violets ; la voix s'altère ; les dents se choquent ; les membres sont fatigués ; l'urine est rare et limpide, de rouge et foncée qu'elle s'écoulait d'abord. A cette période, qui dure à peu près une heure, succède une chaleur légère : elle semble naître vers l'épigastre, et gagner ensuite les autres régions. La peau s'anime, le regard brille, les lèvres se colorent, les membres se détendent. Cet état ne serait pas sans charmes s'il devait durer ainsi. Mais bientôt cette chaleur devient âcre et brûlante, anxieuse; la langue est sèche, rouge à son limbe; la soif vive; les artères battent avec force; l'imagination s'exalte, double ses ressources, et plus d'un malade est surpris le lendemain des hautes conceptions qui l'occupaient la veille. Puis, enfin, survient la sueur, tantôt limpide, tantôt visqueuse, annonçant toujours la rémission des symptômes. La soif, la chaleur, la céphalalgie diminuent; le pouls est plus souple; l'urine, en se refroidissant, dépose un sédiment briqueté, qu'on a long-temps considéré comme un signe pathognomonique. A cette dernière phase succède l'apyrexie, pendant laquelle on n'observe plus que l'altération des traits et une douleur contusive des membres.

Telle est la marche constante des accès dans leur état le plus simple; ils sont alors sans danger. Mais si des complications surviennent, si le caractère pernicieux se révèle, la vie du malade est toujours directement menacée. J'ai vu souvent des forçats mourir dans le premier accès de fièvres pernicieuses qui, par la nature de leurs symptômes, avaient quelque rapport avec le choléra. Cette analogie n'a point échappé à M. Coster, qui, dans un ouvrage récemment publié, y a puisé la source de rapprochemens ingénieux.

Après avoir essayé, dans le traitement des fièvres intermittentes, les purgatifs, les vomitifs, quelques antispasmodiques et une foule de substances, telles que la gentiane, l'absinthe, les fleurs de camomille, les décoctions de tiges d'artichauts, des feuilles de choux, de quassia, on est demeuré convaincu que le quinquina, et surtout les préparations du sulfate de quinine, étaient les fébrifuges par excellence. Son action, vraiment héroïque dans les fièvres pernicieuses, pourrait produire un argument en faveur de la certitude de la médecine. Chaque été, nous le voyons rappeler à la vie des hommes qu'un second accès devait certainement conduire au tombeau.

Les fièvres intermittentes rebelles, celles qui ont long-temps résisté à l'action du quinquina, ou celles qui, après lui avoir cédé, reparaissent de nouveau, donnent lieu souvent à des accidens consécutifs. L'obstruction de la rate, l'ascite et l'œdème , sont les plus ordinaires.

Obstruction de la rate. On rencontre parfois, dans les salles des forçats , des hommes chez lesquels le développement de la rate est devenu la maladie dominante. A l'autopsie, on trouve un accroissement de volume, accompagné d'une induration remarquable de son tissu, qui offre à la coupe quelque analogie avec certains foies gorgés de sang. Cet endurcissement doit être le résultat d'une modification dans les qualités du sang , ou de son irruption trop vive pendant le frisson.

Ascite. Elle se déclare quelquefois chez des sujets appauvris, à tempéramens lymphatiques ; particulièrement chez ceux qui ont négligé les fièvres intermittentes auxquelles ils étaient en proie, ou qui , à l'aide de manœuvres indiscrètes , les ont plutôt supprimées que guéries par des remèdes dont ils fatiguaient les intestins déjà affaiblis.

Œdème. L'œdème des jambes et des pieds des convalescens doit résulter de la compression du système veineux abdominal, ou d'un ralentissement de la circulation veineuse et lymphatique , dépendant en grande partie du défaut d'énergie musculaire.

Maladies des voies aériennes. Ces maladies se montrent quelquefois en hiver sous un aspect redoutable. Il n'est pas rare de voir les bronchites et les pneumonies régner épidémiquement parmi les condamnés.

Bronchites. Les bronchites aiguës sont d'une fréquence extrême. Elles sont rarement mortelles, car, sur cinquante-quatre cas observé la même année dans une salle , un seul a fait périr le malade. On voit cependant quelquefois la phthisie pulmonaire succéder, chez les jeunes gens, à l'intensité des symptômes. Les catarrhes chroniques s'observent souvent parmi les forçats d'un âge avancé. Beaucoup d'entr'eux même s'estiment heureux d'avoir ce motif à alléguer pour échapper aux travaux d'une saison rigoureuse , et jouir des soins de toute espèce qui leur sont prodigués à l'hôpital de la marine.

Le traitement varie peu de celui qui est généralement suivi. De petites saignées au début paraissent abréger la durée de la maladie et l'application de 12 à 15 sangsues à la fourchette ou sous les clavicules est presque toujours suivie d'une amélioration sensible. Si la toux est douloureuse et convulsive, on a recours aux narcotiques ; et si on craint le passage à l'état chronique, on se hâte d'établir un exutoire.

Pneumonie. Je crois pouvoir affirmer que, toutes choses égales, la pneumonie aiguë est l'affection qui enlève le plus d'hommes au bagne. C'est dans les quatre premiers mois de l'année qu'elle exerce ses ravages. Les jeunes gens forts et sanguins y sont plus particulièrement disposés. Ce que j'ai dit, en parlant de l'hygiène, explique facilement son intensité et sa fréquente apparition. Le refroidissement subit de la peau, lorsqu'elle est échauffée et couverte de sueur, celui de la poitrine pendant le sommeil , des travaux fatigans au milieu d'émanations délétères, les affections morales tristes, dont on ne saurait nier l'influence, en sont les causes naturelles. Les accidens se développent avec rapidité, et lorsque les hommes sont apportés à l'hôpital, ils présentent déjà des signes qu'il n'est plus permis de méconnaître : douleur dans un des côtés de la poitrine, respiration fréquente et difficile, toux, crachats visqueux et sanguinolens, appareil fébrile développé, face rouge, langue blanche, se montrent au début. Si le diagnostic offre néanmoins quelque obscurité, la percussion et le sthétoscope, presque toujours fidèle sous une oreille exercée, dissipent bientôt les doutes.

Les boissons mucilagineuses et gommées; de larges saignées répétées selon la persévérance des symptômes, des saignées locales au début ; des révulsifs ou des minoratifs, selon les circonstances, et l'emploi des boissons et des loochs légèrement narcotisés, lorsque la période d'irritation est passée, forment la base du traitement. Lorsque la veine est ouverte et que la congestion pulmonaire est forte, il est à remarquer que le sang sort avec peine.

J'ai vu tout récemment employer avec succès le tartre d'antimoine et de potasse à haute dose vers la seconde période de cette phlegmasie : huit forçats de la salle St-Hubert, entr'autres, traités en même temps par la méthode de Rasori, sont arrivés à une convalescence plus rapide et plus franche qu'il n'était donné de l'espérer. Cette thérapeutique n'avait été mise en usage qu'après une évacuation sanguine pratiquée dans le but d'enrayer l'orgasme inflammatoire, comme le veut M. Laennec.

Angine œdémateuse. Je signale ici cette affection, malgré sa rareté habituelle, parce que dernièrement on a eu l'occasion de l'observer plusieurs fois dans des cas qui ont tous été mortels, malgré la médication la plus énergique et la mieux suivie. Les sangsues autour du larynx, les sinapismes aux pieds, aux cuisses, le tartre stibié, les frictions sur la nuque avec la pommade de Gondret, sont demeurés sans effets ; et c'est toujours au milieu de la fausse sécurité d'un mieux apparent, que les malades étaient tout à coup asphyxiés.

MALADIES EXTERNES.

Affections cutanées. Les affections cutanées sont beaucoup plus rares qu'on ne le supposerait, en considérant tous les élémens qui pourraient les faire naître. Les érysipèles, ceux du visage surtout, se manifestent quelquefois, mais ordinairement sous l'influence d'une espèce de constitution épidémique. La gale ou la teigne ne se rencontrent guère que sur les hommes qui arrivent au bagne. Les dartres pustuleuses sont celles que l'on observe le plus souvent : elles se changent quelquefois en ulcères dartreux entourés d'éruptions herpétiques semblables à celles qui les ont produits.

Pour empêcher les progrès de la variole, on dresse de temps à autre une liste des hommes qui n'ont pas été vaccinés, et qui sont en position de l'être avec succès.

Scrophules. Pour ceux qui connaissent l'étiologie des scrophules, rien n'est plus naturel que de les voir figurer ici : la mauvaise nourriture, l'usage continuel des farineux surtout, l'habitude de la masturbation, l'habitation d'un lieu bas et humide, près d'une rivière, l'entassement des individus, cause bien plus puissante que les autres encore, suffisent pour les faire naître. On les reconnaît à des engorgemens indolens des ganglions du cou, des aînes, de ceux qui occupent le trajet des gros vaisseaux, à la tuméfaction des doigts, de l'extrémité spongieuse des os longs. Certaines tumeurs blanches tiennent aussi à cette cause.

Le traitement devrait être principalement établi sur l'observation des lois hygiéniques, auxquelles il est impossible de soumettre les forçats. Mais on trouve de puissans auxiliaires dans une alimentation un peu substantielle, dans les bains sulfureux, les douches, l'usage de quelques toniques, celui de la teinture d'iode à l'intérieur, et de la pommade d'hydriodate de potasse en frictions sur les tumeurs.

Bastonnade. On appelle ainsi, dans les salles de chirurgie, le résultat de l'application d'un certain nombre de coups de garcettes sur le dos des forçats qui ont commis quelque infraction disciplinaire ; elle présente ordinairement les caractères suivans : tantôt forte ecchymose sur la région dorsale, plus longue que large, s'étendant d'une omoplate à l'autre ; aspect violet et marbré des parties environnantes : tantôt formation d'une escarre occupant toute l'épaisseur du derme, du corps muqueux et du tissu cellulaire sous-jacent. Dans le premier cas, les résolutifs, l'eau-de-vie camphrée, l'eau végéto-minérale, suffisent pour dissiper les accidens ; dans le second, on calme l'inflammation, et on favorise le travail éliminatoire avec des compresses émollientes, des cataplasmes simples ou laudanisés, de l'onguent jaune, etc. Lorsque l'escarre est tombée, ce qui arrive du quinzième au vingtième jour, la plaie prend l'aspect des plaies contuses ordinaires, et subit par conséquent le même traitement. Diverses complications viennent quelquefois enrayer la marche simple de cette maladie. Il n'est pas très-rare de voir des érysipèles et des furoncles se former sur les parties voisines, et les plaies conserver quelque temps le caractère fistuleux. On sent qu'un pareil genre de correction ne doit être employé qu'avec beaucoup de réserve.

Fractures. Les fractures qu'on reçoit sont rarement simples : produites, comme je l'ai dit, par la chute de madriers énormes, elles sont presque toujours compliquées d'esquilles, de dilacération des tégumens, de contusions des muscles. Aussi le traitement en devient-il épineux et exige-t-il une attention constante. Outre les soins généraux, la position horizontale et demi-fléchie, le bandage de

Scultet modifié, et, selon les circonstances, un appareil extenseur, sont les moyens auxquels on a habituellement recours. M. Richter a proposé dernièrement de suppléer le plâtre ou le sable mouillé aux bandages ordinaires dans des fractures de cette nature : je ne crois pas que l'expérience ait encore sanctionné cette méthode.

ULCÈRES ATONIQUES. On voit chaque jour revenir, parmi les blessés, des condamnés qui portent, depuis un temps infini, des ulcères chroniques aux jambes. Ces ulcères ont quelquefois succédé à des plaies contuses produites par des éclats de bois ; mais ils sont le plus ordinairement les conséquences d'applications caustiques ou irritantes fréquemment renouvelées, pour se ménager la facilité d'entrer à l'hôpital, et d'échapper ainsi, une partie de l'année, au régime et aux corvées des chiourmes. La surface de ces ulcères est souvent blafarde, peu douloureuse, surtout chez les vieillards : elle est entourée de granulations et la suppuration en est peu abondante. La jambe et le pied du côté malade deviennent le siége d'un empâtement œdémateux. Après les avoir détergés, s'il y a lieu, à l'aide d'un digestif, on les panse assez ordinairement avec des plaques de plomb laminé, ou avec la dissolution de chlorure d'oxide de calcium de Labarraque. J'ai rémarqué souvent la rapidité des effets de ces deux médications. Les malades ainsi traités et surveillés de manière à prévenir leurs manœuvres, ne tardent pas à guérir et à être renvoyés au bagne, d'où ils repartent plus tard avec le même caractère.

Quant aux phlegmons, aux abcès idiopathiques ou par congestion, aux affections rhumatismales, etc., qui occupent un certain rang dans la clinique chirurgicale, je crois inutile d'en parler ici, leurs causes, leur marche et leurs symptômes n'offrant aucune particularité.

MALADIES SIMULÉES OU PRODUITES PAR DES MOYENS ARTIFICIELS.

Le désir d'entrer à l'hôpital, de recevoir la ration d'invalides; l'espoir d'éviter une corvée pénible ou d'arriver plus facilement à un projet d'évasion, amènent tous les jours, devant les officiers de santé de la marine, des hommes qui feignent quelques maladies, ou qui, les ayant réellement, les ont provoquées à l'aide de moyens artificiels. Riches des procédés divers que chacun d'eux a puisés dans les hospices ou les prisons qu'il a parcourus, c'est au bagne qu'ils déploient le fruit de leur expérience, et il faut avouer que, sur cette matière, il en est beaucoup d'une adresse incroyable. La fièvre, la surdité, l'épilepsie, l'aliénation mentale, les douleurs de côté, la rétention ou l'incontinence d'urine, l'ankylose, les rhumatismes, sont tour à tour exploités; et on peut ajouter, en faveur de leurs talens, que la fidélité des symptômes qu'ils représentent, et la persévérance qu'ils conservent, peuvent tromper parfois l'œil le plus exercé ou l'observateur le plus sceptique. J'ai cherché long-temps à me rendre compte des moyens qu'ils employaient, mais je n'ai pu parvenir qu'à des résultats incomplets. Il en est cependant quelques-uns que je dois à leur indiscrétion.

Si c'est la fièvre qu'ils veulent feindre, et qu'ils soient au bagne, ils gardent leur ration de vin, y mettent infuser du poivre, le boivent ainsi préparé, et attendent la visite du médecin. D'autres se croisent les bras, se posent des ligatures, se couchent sur la région précordiale. S'ils sont à l'hôpital, et qu'ils aient accusé une fièvre tierce ou une fièvre quarte dont ils n'ont même pas ressenti le premier accès, ils mettent alors en usage un moyen qu'ils regardent comme infaillible : ils se couvrent exactement les jours d'accès; ils ne font reposer le corps que sur les coudes et les talons, et attendent ainsi la visite du soir ou du matin. Après quelques instans dans cette position fatigante, pendant laquelle la respiration est incomplète et tant de muscles sont contractés, la figure s'anime, les traits s'injectent, et la transpiration s'établit. Lorsque le médecin arrive, ils détendent les muscles, la circulation ne peut reprendre de suite sa régularité, et le pouls, interrogé sur ces entrefaites, donne le sentiment d'un trouble fébrile.

La surdité et l'épilepsie en imposent plus rarement. Pour la première, ils deviennent souvent dupes de ressorts adroits mis en œuvre pour les démasquer; et, dans la seconde, il est des symptômes qu'ils ne peuvent que difficilement reproduire, tels que la dilatation de la pupille, la turgescence, puis la pâleur de la face, l'état de la peau et du pouls pendant et après l'accès.

J'ai vu aussi des contractures ou de prétendues ankyloses céder, au bout de quelque temps, à un bandage roulé de la cuisse ou du bras.

Quant aux rhumatismes, aux rétentions ou aux incontinences d'urine, on parvient quelquefois à en découvrir la fausseté, en leur offrant, sans affectation, la perspective d'un traitement douloureux.

C'est surtout dans la production des plaies artificielles qu'ils montrent l'étendue de leurs ressources : tous les vésicans qu'ils peuvent atteindre sont utilisés. S'ils ne veulent qu'une désorganisation superficielle, ils ont recours aux cantharides, et bien plus encore au *ranunculus acris*, qui croît en abondance près du bagne, et qu'ils appellent, en argot, *patte de loup*. Ils se servent aussi du suc de ce dernier pour appeler, sur l'empâtement que produit parfois au pied la constriction de leurs fers, une irritation qu'on prend facilement, au premier abord, pour un gonflement inflammatoire auquel ils ne manquent pas de trouver des causes.

Pour produire un ulcère, ils agissent moins simplement : ils frottent d'abord avec force un point de la surface externe de la jambe, jusqu'à ce qu'ils aient obtenu une phlyctène. Lorsqu'elle est formée, ils la percent et appliquent, sous l'épiderme de la vésicule, un morceau d'éponge comprimée par des fils, et fixée par des liens circulaires fortement serrés. La constriction et la présence du corps étranger appellent les liquides, l'éponge se dilate, écarte les tissus, et lorsqu'ils lèvent l'appareil, ils découvrent une plaie assez profonde et de grandeur variable. Ils l'entretiennent quelque temps par des principes irritans, avec la raclure d'ongles, etc.; puis lorsque l'inflammation a perdu de son acuité, et que la suppuration s'établit, ils réclament les secours de l'art. On voit quelquefois le succès passer leurs espérances, et plus d'une amputation devenir nécessaire pour arrêter les désordres de semblables manœuvres.

CONCLUSIONS.

Obligé de me renfermer dans les bornes que le temps et la nature d'un acte public m'imposent, je crois devoir réduire aux corollaires suivans les observations générales qui me resteraient à établir.

I.

Les maladies sporadiques, autres que celles que j'ai citées, diffèrent peu, dans leur marche, de celles qu'on observe sur les hommes libres. Si parfois elles sont plus fréquentes et plus graves, on en trouve l'explication naturelle dans la force des agens qui les provoquent, et dans les prédispositions individuelles que le séjour du bagne a développées.

Lorsqu'il règne une constitution épidémique, comme partout, elles tendent à s'en rapprocher par quelques symptômes.

II.

Si certaines conditions spéciales sont nécessaires à l'apparition et au développement des épidémies, on rencontre, au bagne, toutes celles que les auteurs ont signalées comme devant favoriser leurs progrès, c'est-à-dire : émanations paludeuses, affections tristes, mauvais alimens, malpropreté, fatigues excessives, humidité, agglomération d'hommes. Toutefois, malgré tant d'élémens à redouter, il est remarquable que le bagne de Rochefort est, depuis long temps, exempt des épidémies meurtrières qui pèsent sur ceux des autres ports : le typhus décime les forçats de Toulon ; le choléra atteint à peine un soixantième de la population du nôtre (1). Où en trouver les causes? sont-elles dans l'observation d'une meilleure police médicale? sont-elles inappréciables à nos sens? et l'intelligence qui préside à l'univers, s'est-elle réservée seule la connaissance des ressorts qui en troublent l'harmonie?

---

(1) Je fais abstraction ici de ceux qui, étant déjà à l'hôpital, se trouvaient dans une autre position.

III.

Les maladies contagieuses, plus inconnues et moins franches en core dans leur développement que celles qui sont purement épidé-miques, trouveraient aussi, au bagne, un aliment direct à leur action. Les points de contact qu'elles ont avec ces dernières récla-ment les mêmes indications ; aussi, pendant la durée d'une maladie contagieuse, devra-t-on porter une attention rigoureuse sur les six choses appelées *non naturelles*. Lors même que le principe de la maladie ne se trouverait pas dans l'oubli de l'une d'elles, elles con-duiraient à en simplifier la forme, à affaiblir l'énergie du principe contagieux et à entraver la propagation. Dans tous les cas, l'isole-ment des premiers malades est nécessaire.

IV.

Le diagnostic est, en général, difficile. On doit peu compter, pour l'éclairer, sur les circonstances commémoratives ou la bonne foi des hommes. Ils augmentent ou affaiblissent ce qu'ils éprouvent, selon qu'ils craignent de n'être pas jugés assez malades, ou qu'ils espèrent recévoir plus d'alimens. Soit astuce ou stupidité, ils répètent rare-ment le lendemain ce qu'ils disaient la veille. Il ne reste alors, pour guider le médecin, que l'ensemble des symptômes quelquefois in-complets qu'il observe lui-même. Il serait donc exposé à des erreurs inévitables, s'il ne s'élevait au niveau des difficultés par l'habitude d'observations exactes, et s'il n'était favorisé, dans ses recherches, par le soin qu'on apporte toujours à étudier les traces des lésions cadavériques.

V.

Le pronostic, toutes choses égales d'ailleurs, est généralement fâ-cheux, et l'obscurité du diagnostic ajoute encore à sa gravité.

VI.

Par ce qui précède, on est naturellement conduit à penser que le traitement est épineux, et qu'il doit exiger un tact délicat et des connaissances étendues. Tout en combattant les désordres organiques, on ne doit pas perdre de vue le trouble moral qui les accompagne. . Le médecin qui négligerait ce précepte, manquerait le but et oublierait sa mission.

VII.

La convalescence est longue et pénible, parce qu'elle succède généralement à des maladies graves, et que les sujets, appauvris, offrent peu les chances de réactions favorables. Dans la crainte de rechutes mortelles, on regarde comme un devoir de retenir les hommes à l'hôpital, jusqu'à ce qu'ils puissent, sans danger, retourner à la vie du bagne. S'ils ne peuvent plus, pendant ce temps, trouver la paix de l'âme qui calme les souffrances, et les soins affectueux qui les abrègent, ils y rencontrent, du moins, des choses essentielles pour une guérison difficile : de la pitié, de la douceur, une habitation convenable et un régime salutaire.

VIII.

On rencontre peu d'exemples de longévité. D'après des calculs approximatifs, la vie moyenne, abstraction faite de l'âge antérieur à la condamnation, est de dix ans. J'ai vu cependant quelques condamnés qui avaient vingt et trente ans de fers. Le plus ancien en a trente-quatre.

IX.

La mortalité est en raison du nombre et de la force des modificateurs qui agissent. L'augmentation survenue pendant certaines années, est due à l'intensité plus forte de la maladie endémique. Le tableau suivant peut faire apprécier ces différences, et donner la mesure de l'amélioration progressive obtenue dans la salubrité du climat.

TABLEAU DE STATISTIQUE MÉDICALE.

ANNÉES.	POPULATION du BAGNE.	FORÇATS		HOMMES LIBRES		Les Forçats morts sont à la population du Bagne, comme
		entrés à l'hôpital.	morts.	entrés à l'hôpital.	morts.	
1800	1161	2905	359	5558	199	1:03,20
1801	1152	3126	279	4520	204	1:04,10
1802	1516	2553	335	4215	245	1:04,85
1803	1698	2938	317	4378	181	1:05,23
1804	1094	2304	357	7475	486	1:03,10
1805	1380	2104	293	5513	389	1:04,56
1806	1515	2781	171	11215	552	1:08,91
1807	1468	2015	171	8518	399	1:08,21
1808	1520	1920	115	9936	319	1:13,08
1809	1523	1276	111	13957	733	1:13,12
1810	1518	1418	124	8086	269	1:13,06
1811	1530	2532	202	15375	629	1:07,60
1812	1479	2110	275	10816	620	1:04,65
1813	1612	1895	156	8342	410	1:10,01
1814	1439	1997	110	6974	232	1:13,04
1815	1325	2456	65	4996	122	1:20,27
1816	1668	1945	70	3834	81	1:23,30
1817	1718	2205	60	2732	52	1:28,50
1818	1800	3216	88	4749	65	1:20,40
1819	1658	3568	139	6326	110	1:11,85
1820	1665	3163	274	7092	197	1:06,22
1821	1647	3842	216	8183	264	1:07,83
1822	1509	2722	255	7703	161	1:05,90
1823	1355	2943	219	5337	148	1:06,19
1824	2057	3567	167	4706	91	1:13,56
1825	1848	2312	98	4450	87	1:18,30
1826	1758	3708	123	5998	129	1:15,06
1827	1709	3420	130	7519	126	1:13,13
1828	1653	3038	138	8013	153	1:11,87
1829	1513	1669	126	4691	92	1:12,80
1830	1260	1266	48	3726	54	1:25,60

FIN.

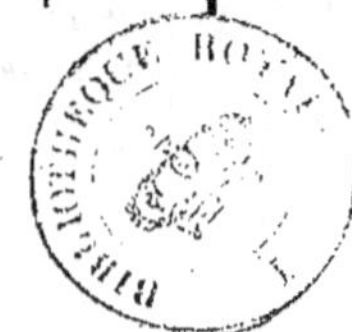

FACULTÉ DE MÉDECINE

DE MONTPELLIER.

PROFESSEURS.

MM. DUBRUEIL, Doyen, *Examin.*
BROUSSONNET, *Examinat.*
LORDAT, *Suppléant.*
DELILE.
LALLEMAND.
ANGLADA.
CAIZERGUES.

MM. DUPORTAL.
DUGÈS.
DELMAS.
GOLFIN.
RIBES, Président.
RECH, *Examinateur.*
. . . .

AGRÉGÉS EN EXERCICE.

MM. VIGUIER, *Examinateur.*
KUHNHOLTZ, *Suppléant.*
BERTIN.
SERRE.
BROUSSONNET.
ROUBIEU.

MM. DUPAU.
TOUCHY.
DELMAS.
VAILHÉ, *Examinateur.*
FUSTER.
. . . .

La Faculté de Médecine de Montpellier déclare que les opinions émises dans les Dissertations qui lui sont présentées, doivent être considérées comme propres à leurs auteurs, qu'elle n'entend leur donner aucune approbation ni improbation.

MATIÈRE DES EXAMENS.

1er EXAMEN. *Physique , Chimie , Botanique , Histoire naturelle des médicamens , Pharmacologie.*

2e EXAMEN. *Anatomie , Physiologie.*

3e EXAMEN. *Pathologie interne et externe.*

4e EXAMEN. *Thérapeutique, Hygiène, Matière médicale, Médecine légale.*

5e EXAMEN. *Accouchemens , Clinique interne ou externe , suivant le titre de Docteur en Médecine ou en Chirurgie que le Candidat voudra acquérir.*

6e ET DERNIER EXAMEN. *Présenter et soutenir une Thèse.*

www.ingramcontent.com/pod-product-compliance
Lightning Source LLC
LaVergne TN
LVHW010441060726
842527LV00005B/1625